SUR GRIN VOS CONNAISSANCES
SE FONT PAYER

AF168257

- Nous publions vos devoirs
  et votre thèse de bachelor et master

- Votre propre eBook et livre –
  dans tous les magasins principaux du monde

- Gagnez sur chaque vente

**Téléchargez maintentant sur www.GRIN.com
et publiez gratuitement**

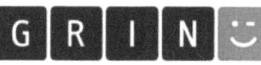

Améliorer les compétences interculturelles dans les soins infirmiers psychiatriques. Relation entre le patient d'origine étrangère et le soignant

Philippe Montoisy

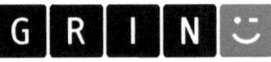

Bibliographic information published by the German National Library:

The German National Library lists this publication in the National Bibliography; detailed bibliographic data are available on the Internet at http://dnb.dnb.de.

ISBN: 9783346278227
This book is also available as an ebook.

© GRIN Publishing GmbH
Nymphenburger Straße 86
80636 München

Print and binding: Books on Demand GmbH, Norderstedt, Germany
Printed on acid-free paper from responsible sources.

The present work has been carefully prepared. Nevertheless, authors and publishers do not incur liability for the correctness of information, notes, links and advice as well as any printing errors.

GRIN web shop: https://www.grin.com/document/924086

Pratique soignante en santé mentale et psychiatrie

AMELIORER

LES COMPETENCES INTERCULTURELLES

DE L'INFIRMIERE EN PSYCHIATRIE

MONTOISY Philippe   **Juin 2013**

Table des matières

« *La rencontre, vraie, authentique, avec l'autre est donc en soi un chemin spirituel : l'autre me fait avancer en me décentrant de moi-même, son visage m'interpelle.* »

Emmanuel Levinas

« *Il n'y a pas deux personnes qui ne s'entendent pas, il y a seulement deux personnes qui n'ont pas discuté.* »

Proverbe wolof (Sénégal).

Introduction

Le choix de mon sujet ne doit rien au hasard. Je suis né en Afrique et j'ai eu l'opportunité d'effectuer de nombreux voyages à travers cinq continents. Depuis l'obtention de mon diplôme d'infirmier, sauf quelques exceptions, j'ai toujours exercé mon art dans le domaine de la psychiatrie, que ce soit en Belgique ou à l'étranger. Outre le fait d'être infirmier, je suis également anthropologue de formation. Ceci explique mon attachement à la diversité des cultures humaines et à leurs richesses.

Le présent travail s'inscrit dans la volonté d'une pratique des soins infirmiers plus « réfléchie ». J'entends par là que « faire des soins », cela ne se limite pas au « faire » mais englobe aussi le « prendre soin en fonction de la singularité du patient ». Chaque culture humaine est unique en son genre et, à la limite, chaque patient possède une culture qui lui est propre. Il n'existe pas de petite ou de grande maladie, il n'y a pas de petit ou de grand professionnel, de patient qui mérite plus de considération qu'un autre à cause de ses origines. Toute situation de soin doit donc être envisagée comme singulière. Et c'est peut-être cela qui fait, pour autant qu'on veuille bien en prendre conscience, toute la richesse de notre art. C'est une sorte d'éternelle remise en question de soi-même. On n'est donc pas prêt d'en avoir fait le tour !

Malheureusement, dans le contexte socio-économique que nous traversons actuellement, l'éloge de la différence ne fait pas vraiment recette. Nous voyons resurgir de vieux démons comme le repli sur soi (le nationalisme, l'intégrisme) et le matérialisme. L'intérêt porté à autrui, à l'étranger, est perverti par le contexte ambiant. L'étranger est trop souvent perçu comme un « bouc émissaire ». Cela se répercute inévitablement au niveau de la pratique des soins infirmiers, même si ce n'est que de manière inconsciente. Et ceci constitue un danger pour une prise en charge que l'on souhaite de qualité.

La problématique des patients étrangers est un sujet qui n'a que récemment été pris en compte par les professionnels de la santé. Bien que la littérature scientifique en fasse mention et que des initiatives locales soient entreprises, le sujet ne semble pas être une priorité pour de nombreux hôpitaux. Néanmoins, force est de constater que les patients d'origine étrangère sont de plus en plus nombreux dans nos structures de soins : augmentation des mouvements de population à l'échelle mondiale (guerres, réfugiés économiques et bientôt peut-être « climatiques », demandeurs d'asile, etc.). L'hôpital psychiatrique n'échappe pas à ce constat. Les patients étrangers qui y sont admis sont souvent porteurs de troubles spécifiques à leur situation (précarité, angoisses face à l'incertitude de leur avenir, éloignement de leur culture d'origine, éloignement de leur famille, etc.).
Selon le SPF Santé Publique, en 2010, « *il a été fait appel environ 90.000 fois à un médiateur interculturel ou à un interprète (...) à Gand, par exemple, on dénombre déjà 150 nationalités parmi les patients* »[1].

---

[1] SPF SANTE PUBLIQUE, *Rapport Annuel*, 2010, p. 12.

Ma question de départ est : **Comment améliorer la relation soignant – soigné dans un contexte multiculturel ?** Cette question découle de situations vécues qui ont posé problème dans les différentes unités où j'ai travaillé. Elle servira de base pour l'élaboration de ce travail.

Mes objectifs seront :

- sensibiliser le personnel infirmier, exerçant en psychiatrie, au fait qu'un patient d'origine étrangère ne voit pas nécessairement les choses de la même manière que nous
- dégager des compétences interculturelles utiles.

Mon travail comportera cinq parties distinctes. La première partie consistera à mettre en évidence et à clarifier, à partir d'une consultation ciblée de la littérature scientifique, les concepts fondamentaux utiles. Dans une seconde partie, je décrirai mon matériel et ma méthode et évoquerai deux situations vécues avec des patients étrangers. La troisième partie servira à présenter et à discuter mes résultats. Une quatrième partie mettra en évidence les compétences interculturelles utiles à l'infirmier. Une cinquième et dernière partie évoquera le cas particulier de la psychiatrie. Je terminerai ce travail par une brève conclusion.

1. Cadre conceptuel

La première partie de ce travail servira à mettre en évidence et à clarifier les concepts théoriques qui s'avèrent utiles pour comprendre ce qui entre en jeu dans la relation infirmier – patient étranger. J'ai donc exploré la littérature scientifique afin de mettre en évidence et de définir ces concepts fondamentaux. J'ai, ensuite, établi un parallèle entre ce que j'ai découvert dans cette revue ciblée de la littérature et les connaissances que je possédais déjà en anthropologie.

Les concepts fondamentaux que j'ai pu mettre en évidence sont de deux types : ceux qui sont liés au contexte multiculturel et ceux qui sont liés à la relation soignant – soigné.

1.1. Le contexte multiculturel

Je reprendrai et définirai, ici, les concepts de base qui peuvent éclairer le contexte multiculturel.

1.1.1 La culture en général

Dans un premier temps, il convient de faire la distinction entre « la culture en général » et les différentes « cultures humaines ». Ces deux concepts sont néanmoins liés entre eux. Pour Taylor E. B. (1871), la culture est « *un ensemble complexe incluant les savoirs, les croyances, l'art, les mœurs, le droit, les coutumes ainsi que toute disposition ou usage acquis par l'homme vivant en société* »[2]. La culture (en général) est inhérente à la condition humaine collective.

1.1.2. Les cultures humaines

Selon Lévi-Strauss C. (1958), « *Nous appelons culture* (humaine) *tout ensemble ethnographique qui...présente, par rapport à d'autres, des écarts significatifs* »[3]. Pour Tison B., une culture humaine est « *l'ensemble des significations et des représentations qu'un groupe d'individus élabore, conserve et s'efforce de transmettre* »[4]. Aucune culture humaine n'est totalement isolée et chacune procède, au cours de son histoire, à des échanges avec d'autres. Ceci entraîne des modifications et des adaptations. Un contexte est dit « multiculturel » lorsque nous avons au minimum deux cultures humaines différentes qui se rencontrent. Les cultures humaines varient dans le temps et l'espace. Ma culture occidentale n'est pas la même que celle d'un papou vivant, à la même époque que moi. De même, je ne possède la même culture qu'un belge ayant vécu au Moyen Age.

---

[2] TAYLOR E.B., cité par BONTE P. et IZARD M. , *Dictionnaire de l'ethnologie et de l'anthropologie*, 3ème édition, Paris, Presses Universitaires de France, 2004, p. 190.
[3] LEVI-STRAUSS C., cité par Bonte P. et Izard M., Op Cit., p. 191.
[4] TISON B., HERVE-DESIRAT E., *Soins et cultures : formation des soignants à l'approche interculturelle*, Paris, Masson, 2007, p. 20, cité par BEGHENNOU A. in : *La relation interculturelle à l'hôpital*, 2011.

1.1.3. Rationalisme versus relativisme culturel

Dans le domaine de l'anthropologie, deux grands courants s'opposent lorsqu'on évoque les cultures humaines. Le relativisme culturel considère que tout est « enculturé » et que chaque culture humaine est fondamentalement différente. À l'opposé, le rationalisme souligne l'aspect universel des phénomènes culturels. Le juste milieu consiste peut-être à considérer que certains concepts sont universels mais que la signification qu'on leur donne peut varier d'une culture humaine à l'autre. Le concept de « la famille » existe aussi bien pour un belge que pour un congolais mais le congolais risque de donner à ce dernier un sens beaucoup plus large et y inclure davantage de personnes.

1.1.4. L'identité culturelle

Pour Tison B., l'identité culturelle est la manière dont « *chaque individu intègre, de façon synthétique, la pluralité des références identificatoires qui sont liées à son histoire* »[5].
Chaque individu appartient en quelque sorte à une culture d'origine dans laquelle il naît et se développe. Il n'empêche, qu'à l'intérieur de sa culture d'origine, l'individu peut développer des caractéristiques qui lui sont propres et qui forme son identité culturelle.
Mes parents et moi sommes de culture occidentale. Néanmoins ma culture n'est pas vraiment la même que celle de mes parents.

1.1.5. L'interculturel

L'interculturel désigne les processus qui entrent en jeu lorsque deux cultures entrent en contact.
Pour Tison B., « *l'interculturel est un passage de caractéristiques culturelles, identifiables ou non, qui se transmet par le biais des relations humaines* »[6].
Clanet C. ajoute que l'interculturel s'établit « *dans une perspective de sauvegarde d'une relative identité culturelle des partenaires en relation* »[7].
S'il est assez facile de modifier ou d'adapter nos habitudes de langue ou de politesse, il est beaucoup plus difficile de changer nos valeurs liées à notre tradition ou à notre religion.
Je reviendrai sur l'interculturel, plus loin, dans ce travail.

1.1. 6. L'ethnocentrisme

L'ethnocentrisme est inhérent à chaque être humain. Chaque individu s'identifie à la culture à laquelle il appartient et dont il a assimilé les valeurs. Il fait de sa culture son modèle de référence. Le problème est que chaque individu aura « *tendance à rejeter, critiquer ou dévaloriser ceux qui ne sont pas comme lui* »[8], ceux qui n'appartiennent pas à sa culture.
L'ethnocentrisme est un handicap à la relation avec une personne d'une autre culture.
L'essentiel est d'en avoir conscience et de ne pas porter de jugement hâtif sur un étranger.

---

[5] TISON B., Op. Cit., p. 33.
[6] TISON B., Op. Cit., p. 33.
[7] CLANET C., cité par TISON B., OP. Cit., p.33.
[8] RIVIERE C., *Introduction à l'anthropologie*, Hachette, Paris, 2002, P. 13.

1.2. La relation soignant - soigné

Je vais maintenant tenter de mettre en évidence les facteurs qui entrent en jeu dans la relation que peut avoir l'infirmier avec un patient étranger.

1.2.1. L'infirmier

L'infirmier, comme tout individu, appartient à une culture humaine donnée. Il possède également une identité culturelle qui lui est propre. Il faut encore lui ajouter une culture professionnelle qui est propre à sa fonction d'infirmier. Cette dernière a une histoire, des théories et des valeurs spécifiques. Il y a donc de grandes chances pour qu'un infirmier africain ne voie pas parfaitement les soins infirmiers de la même manière qu'un infirmier belge. Les soins infirmiers ne sont donc pas si « universels » que nous pourrions le croire à priori !

D'une fonction vouée au patient et sous les ordres du médecin, on est progressivement passé à une profession ayant un rôle autonome, alliant soins techniques et relationnels, et s'exerçant en collaboration avec les autres professionnels de la santé.
La dimension humaine et la proximité continue avec le patient sont des caractéristiques importantes de la profession d'infirmier.

En milieu psychiatrique, vu les besoins – demandes du patient, l'accent est également mis sur le côté relationnel plutôt que sur l'aspect purement technique des soins.

1.2.2. Le patient étranger

Le patient étranger possède, lui aussi, une culture propre. Celle-ci est la résultante de sa culture humaine d'origine (différente de la nôtre) et de son identité culturelle.
Un patient étranger aura donc des représentations différentes des nôtres en ce qui concerne l'hôpital, la psychiatrie, les soins, la santé, la maladie, etc. Ses conduites, dans la relation avec le soignant, seront dictées par des croyances liées à sa culture. Ses représentations risquent fortement d'influencer son adhésion ou non aux soins qui lui seront proposés. Cela est particulièrement important, en psychiatrie, lors que le patient étranger est admis sous mesure de contrainte.

1.2.3. Le soin

Le soin aussi s'inscrit dans une culture donnée. Celle-ci varie avec le lieu où le soignant exerce sa profession (hôpital publique, hôpital privé, centre pour demandeurs d'asile, O.N.G., indépendant, etc.). À l'hôpital, c'est surtout une culture biomédicale, scientifique et centrée sur le corps qui s'impose. Or, un patient, étranger ou non, est une globalité (biologique + psychologique + socioculturel + spirituel).
Cette culture du soin influencera fortement les relations que l'infirmier aura avec les patients.
Rappelons aussi que la relation « soignant – soigné » fait partie intégrante du soin.

1.2.4. La relation soignant – soigné

La relation « soignant – soigné » est composée d'une somme d'interactions qui s'étale sur une certaine période de temps. Elle comporte des affects et des attentes de la part de chaque protagoniste.

À la lecture de ce qui précède, nous pouvons comprendre que l'infirmier et le patient étranger ont des représentations culturelles qui peuvent différer de manière plus ou moins importante. Leurs comportements et leurs attitudes peuvent alors être source d'incompréhension réciproque si personne n'y prend attention. Une mauvaise interprétation, le plus souvent liée à l'ethnocentrisme, peut rapidement devenir une source de tension voire de conflit. L'essentiel est d'en avoir au moins conscience afin de prévenir tout stéréotype et/ou préjugé.

La langue parlée est également une composante culturelle qui peut représenter un obstacle majeur à la relation. Certains concepts, propres à une culture donnée, sont difficilement exprimables dans une autre langue. Une simple traduction mot à mot s'avère souvent insuffisante. Une interprétation du contexte culturel est alors nécessaire.

Un autre problème à soulever dans la relation soignant – soigné est que le soignant sera parfois, vu la fonction du soignant et le contexte de l'hospitalisation, en « position de force » par rapport au soigné. Ceci, malgré l'accent mis sur les droits du patient. On peut donc noter un certain déséquilibre en faveur du soignant. Cet écart sera d'autant plus grand avec un patient étranger dont les représentations culturelles sont fortement éloignées de celles de l'hôpital et du soignant.

Exemple de relation soignant - soigné autour des représentations de la souffrance

Pour David Lebreton, « *la douleur est sans doute l'expérience humaine la mieux partagée, avec celle de la mort* »[9]. Néanmoins, selon Vincent J.D., « *Il n'est pas de perception douloureuse qui soit pure et dépourvue de contingence historique* »[10].

Combien de fois n'ai-je pas entendu dire que « les Africains ne ressentent pas la douleur de la même façon que nous. Ils souffrent moins » ! Cette affirmation résulte d'une confusion entre la douleur (objective) et la souffrance (subjective).
L'individu africain n'est en rien plus résistant à la douleur que l'individu européen. Ce qui se passe, c'est que « *l'Afrique ancestrale n'a pas valorisé outre mesure la souffrance ou ne lui a pas donné un sens excessif* »[11]. C'est le contraire en Europe, où notre culture chrétienne a fortement valorisé la souffrance (voir le symbole de la croix).

Les représentations de la souffrance, ainsi que l'expression de la douleur et des émotions, d'un patient africain risquent bien d'être différentes de celles d'un soignant occidental. Cette différence pourra influencer la relation entre les deux acteurs.

---

[9] LE BRETON D., *Anthropologie de la douleur*, Paris, Ed. Métaillé, 1995, p. 23.
[10] VINCENT J.D., *Biologie des* passions, cité par SINGLETON M., *Critique de l'ethnocentrisme,* Paris, Parangon, 2004, p. 177.
[11] SINGLETON M., Op. Cit., p. 181.

1.3. L'anthropologie médicale

Même si l'efficacité de la médecine scientifique (axée sur le corps) n'est pas contestable, elle ne constitue cependant pas la meilleure approche d'un point de vue culturel.

Patricia Hudelson définit l'anthropologie médicale comme étant « *une branche de l'anthropologie sociale qui est née de l'étude des croyances et rituels relatifs à la santé et de la description de la variation biologique chez l'homme. Aujourd'hui, les anthropologues médicaux s'intéressent à une vaste gamme de sujets, dont les fondements culturels de la santé, de la distribution des maladies, des croyances et des pratiques liées à la santé ou des choix de prise en charge. L'anthropologie clinique applique les concepts et les méthodes de l'anthropologie médicale à la relation entre patient et soignant, au processus de diagnostic, à l'adhérence au traitement, aux attentes des patients, et à la satisfaction des patients et des soignants.* »[12].

L'anthropologue (et psychiatre) Arthur Kleinman définit le concept de « *modèle explicatif* » selon lequel « *les patients conçoivent leur maladie uniquement à travers leurs expériences sociales et personnelles* »[13]. Chaque patient se forge donc son propre modèle explicatif en ce qui concerne sa maladie, ses causes, son évolution, etc.
Ce modèle explicatif du patient peut être influencé par des croyances plus générales mais il reste essentiellement lié au contexte spécifique de la maladie. C'est via ce modèle que le patient tente de donner un sens à ce qui lui arrive.
L'infirmier a également son propre modèle explicatif face aux soins qu'il aura à donner.
Les modèles explicatifs du patient et de l'infirmier pouvant être différents, ils ne sont donc pas toujours sur la même « longueur d'onde ».

Le nombre de patients étrangers étant croissant au sein de nos hôpitaux, les soignants recourront de plus en plus à l'anthropologie médicale. Elle leur permettra de mieux cerner les soins à donner dans un contexte multiculturel. Elle leur permettra également d'acquérir des compétences interculturelles utiles.

Patricia Hudelson signale[14] que, dans la littérature scientifique anglophone, une distinction est faite entre « disease » et « illness ». Le premier concept (disease) est la maladie considérée du point de vue biomédical comme un dysfonctionnement biologique ou psychologique. Le second concept (illness) se rapporte à la maladie en tant que vécu.

---

[12] HUDELSON P., *Que peut apporter l'anthropologie médicale à la pratique de la médecine ?*, Santé Conjuguée, octobre 2008, No. 46, p. 35-39.
[13] KLEINMAN A., Patients and healers in the context of culture: An exploration of the borderland between anthropology medicine and psychiatry, Berkeley, University of California Press, 1980.
[14] HUDELSON P., Op. Cit.

2. Analyse de situations vécues

La deuxième partie de ce travail consistera à décrire le matériel et la méthode utilisée pour cette recherche. J'évoquerai également deux situations rencontrées lors de ma pratique.

2.1. Matériel et méthode

Une revue critique et ciblée de la littérature scientifique m'a permis de dégager certains concepts fondamentaux pouvant intervenir dans la relation infirmier – patient étranger. Je vais maintenant décrire deux situations rencontrées, avec des patients étrangers, lors de ma pratique d'infirmier en psychiatrie.

Ma recherche est de type qualitatif et se focalise sur une analyse de situations vécues.

Limites :

Pour réaliser l'entièreté de ce travail, je ne disposais de quelques mois environ ; ce qui est peu pour ce type de recherche. J'étais dans l'obligation de faire des choix au niveau de ma méthodologie :

- cibler de manière utile la littérature existante sur le sujet
- limiter la présentation des cas que j'avais pu rencontrer au cours de ma pratique
- limiter la longueur du travail écrit à 30 pages au maximum

2.2. Description de deux situations vécues

J'ai choisi d'évoquer ces deux situations car elles me semblaient pertinentes pour ma recherche.

2.2.1. Première situation

Lorsque je travaillais encore aux urgences psychiatriques au sein d'un hôpital luxembourgeois, nous reçûmes, un soir, l'entrée d'un patient d'origine africaine.

Il avait été amené, chez nous, par la police grand-ducale pour troubles de l'ordre public (bagarre) et propos incohérents.
A son arrivée aux urgences, cette personne présentait une angoisse très importante et un discours axé sur la sorcellerie.
L'assistant en psychiatrie, de garde aux urgences, avait conclu à des propos délirants d'ordre mystique. Il s'est avéré, suite à une anamnèse plus approfondie, que le patient n'était en rien délirant mystique. Il nous avait raconté qu'il était arrivé en Europe il y a quelques mois en provenance d'Afrique de l'Ouest. C'était un réfugié clandestin à la recherche d'un avenir économique meilleur. C'est un peu par hasard qu'il était finalement arrivé au Grand-Duché de Luxembourg.

Pour parvenir jusqu'en Europe et payer ses passeurs, il avait dû emprunter, avant son départ, une somme importante auprès de sa famille et de connaissances locales. Il était censé les rembourser rapidement après avoir trouvé un travail en Europe.
Ne trouvant pas de travail au Grand-Duché de Luxembourg et se rendant compte que l'Europe n'était pas l'eldorado espéré, il devint de plus en plus nerveux face à l'échéance du remboursement de sa dette. Sa famille et ses connaissances, restées en Afrique et ne voyant pas d'argent arriver, menacèrent de l'attaquer en sorcellerie.
Honteux de ne pouvoir honorer sa dette et convaincu d'avoir été envoûté par un sorcier, notre patient était devenu très instable. Cette situation délicate avait fini par le déstabiliser et l'avait entraîné dans une bagarre à Luxembourg ville.
Son discours ne laissait plus de doute sur le fait qu'il était totalement convaincu d'être la victime de sorcellerie déclenchée, depuis l'Afrique, par ses proches en termes de représailles pour non remboursement de sa dette.

La victime de la bagarre ayant porté plainte, ce patient devait être amené devant la justice. Comment la justice allait-elle pouvoir juger adéquatement une personne se disant victime de sorcellerie ? On imagine la difficulté pour l'expert psychiatre luxembourgeois de se prononcer sur cette situation particulière.

2.2.2. Deuxième situation

Toujours lorsque je travaillais au Grand-Duché de Luxembourg, dans un service d'urgences psychiatriques, nous reçûmes, un jour, l'admission d'une patiente marocaine. Cette patiente était arrivée depuis trois années environ au Luxembourg.

Comme il était dans nos habitudes, une fois les formalités d'admission remplies, nous avions demandé à la famille qui l'accompagnait (elle se composait de six personnes dont le mari) de bien vouloir quitter les lieux avant de procéder, en compagnie du médecin, à l'anamnèse.
On s'était rapidement rendu compte que la famille, malgré notre insistance, ne souhaitait absolument pas quitter les lieux. Elle désirait, de toute évidence, participer à cette anamnèse. La famille semblait vouloir nous indiquer qu'elle avait son mot à dire sur ce qui avait été à l'origine du problème de cette patiente.
Après une courte discussion en équipe, nous avions finalement accepté de laisser les proches participer et d'entendre ce qu'ils avaient à nous dire.

Cela faisait plusieurs mois que cette patiente souffrait de douleurs aux genoux. Or, plusieurs consultations et examens de médecine somatique n'avaient rien révélé d'anormal.

Les médecins consultés (y compris divers spécialistes) avaient renvoyé la patiente vers son domicile. Certains avaient évoqué le fait que son problème était peut-être d'origine « psy ».

Comme je le décrirai dans la suite de ce travail, le fait d'entendre la famille de cette patiente marocaine fut bénéfique pour la suite de son hospitalisation.

3. Résultats et discussions

Dans cette troisième partie du travail, j'analyserai, plus en détail, les deux situations que j'ai rencontrées lors de ma pratique d'infirmier.
S'il est assez facile de dire que ces deux situations relèvent de différences culturelles. Encore faut-il comprendre ce qui s'y joue vraiment.

3.1. Première situation

Dans la première situation, j'avais souligné que « l'excuse » que mettait en avant le patient était le fait d'avoir agi sous l'influence de la sorcellerie (on lui avait jeté un sort à distance). Pour ne pas avoir remboursé sa dette, il se retrouvait, en regard de sa culture d'origine, comme le « mauvais sujet désigné ». On l'avait donc menacé d'attaque en sorcellerie. Analysons, parallèlement, la manière dont la sorcellerie est perçue par la culture africaine du patient et par notre culture occidentale.

SORCELLERIE

Afrique de l'ouest   **Occident**

Pratique normale   Pratique anormale

Mode de fonctionnement normal   Influences de l'église catholique
(dans une société où il n'existe pas   au cours de l'histoire : inquisition,
de système de sécurité sociale) qui   sorcières étaient brûlées, etc.
peut contraindre l'individu à   → peurs, méfiance, vision négative
redistribuer ses biens

Sorcier = être porteur d'un savoir (magique)   Sorcier = malade mental
       être en relation avec la sacré
       guérisseur / « psychiatrie » traditionnelle

Migrant

Sujet « coincé » entre deux mondes
Sujet de « l'entre – deux »

(Image personnelle de l'auteur)

Le migrant est un sujet qui se situe entre sa culture d'origine et sa culture d'accueil. Tout dépend du temps qu'il a passé dans l'une et l'autre. Il peut donc être considéré comme un sujet de « l'entre deux » ; quelqu'un qui n'appartient pas vraiment totalement à l'une ou à l'autre.

On parle, ici, de concept de « syncrétisme ». Le sujet n'appartient plus vraiment, culturellement, à sa société d'origine et éprouve souvent des difficultés d'insertion dans sa culture d'accueil. Il sera donc plus difficile de se prononcer sur un sujet qui n'est « ni l'un – ni l'autre » mais qui se positionne dans une culture de « l'entre-deux ».

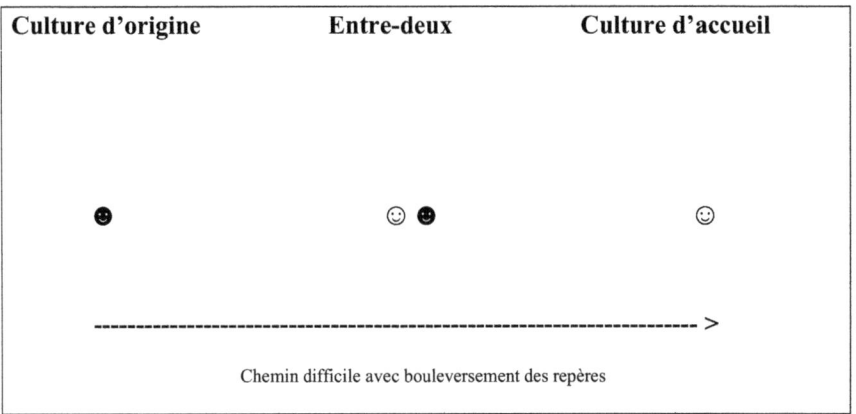

(Image personnelle de l'auteur)

En Occident, on aura tendance à mettre l'accent sur la culpabilité du sujet. Cela vient probablement de l'importance historique accordée au couple « Bien / Mal » (voir la religion chrétienne et le péché originel). On se concentrera donc surtout sur le psychisme de l'individu.

Dans d'autres cultures, on mettra l'accent sur la honte (ce patient africain avait honte de ne pouvoir rembourser à temps sa dette). Le problème envisagé se situera plutôt au niveau de l'interaction du sujet avec ses proches et/ou son environnement social.

Il est donc essentiel pour l'infirmier de s'interroger sur les représentations du patient étranger en ce qui concerne la santé, la maladie, le soin, la souffrance, les habitudes de traitement, etc. Ces représentations varient d'une culture à l'autre.

3.2. Deuxième situation

La patiente évoquée est d'origine marocaine et ne vivait que depuis quelques années au Grand-Duché de Luxembourg. En situation de migration, la maladie, vécue hors de sa culture d'origine, impliquait un stress supplémentaire. Elle se voyait alors contrainte de remplacer ses stratégies jusqu'alors opérantes par de nouvelles (phénomène d'acculturation)[15].
Cette patiente marocaine se plaignait de douleurs aux genoux. Mais, après une anamnèse plus poussée, la patiente nous disait : « *Je suis travaillée, je le sens, c'est les parents de mon mari qui n'ont jamais accepté notre mariage, c'est eux qui font des choses sur moi* ». Elle ajoutait : « Je *ne suis pas malade, la preuve les médecins que j'ai rencontrés ne m'ont pas donné de traitement !* ». Ce qui se passait, c'est que cette patiente exprimait un mal-être en dirigeant ses plaintes à un endroit de son corps. Cette manière de procéder peut paraître assez inhabituelle pour notre culture occidentale. La somatisation peut être différente selon les cultures. Rappelons-nous aussi qu'une plainte est en quelque sorte « *une invitation à entrer dans le monde du patient où une souffrance psychique est présente* »[16].Une plainte exprimée, outre l'aspect purement médical, peut aussi avoir un aspect symbolique. Il est donc assez courant de voir formuler une plainte inhabituelle par un patient étranger. Notre patiente marocaine exprimait symboliquement son mal-être en termes de santé physique (douleurs aux genoux) plutôt que psychique. Pour elle, son bien-être dépendait surtout de sa place au sein de sa famille. Elle déprimait car sa position était menacée. Mais, plutôt que d'exprimer une dépression, elle utilisait, de par ses références culturelles, des métaphores. Elle déviait sur son corps un mal-être psychique.
L'infirmier se doit donc d'être prudente lorsqu'il interprète une plainte d'un patient.
A. Sayad évoque, à juste titre, le concept de « *maladie de l'immigré* » selon lequel « *sa pathologie dont on ne sait si elle est vraiment pathologique au sens médical du terme ou si elle est sociale. (...) Les sinistroses sont des immigrés malades précisément de leur condition de malade, et ce qui est demandé à la thérapeutique de la médecine (du soma ou du psyché) n'est pas tant de les guérir d'une quelconque maladie, mais de les délivrer d'un mal en leur restaurant l'intégrité de l'état antérieur et en les restaurant dans l'équilibre perdu* »[17].

Dans notre culture occidentale (plutôt individualiste), c'est une relation duelle (soignant versus soigné) qui sera préférée. Par contre, dans d'autres cultures, c'est la famille, le groupe ou le clan qui sera privilégié. Il arrive aussi que la hiérarchie familiale d'un patient étranger soit différente de la nôtre. Le père, l'époux, l'oncle, le frère ou le chef de clan peuvent posséder le pouvoir de décision en ce qui concerne les soins que l'on donnera à une femme. Ce fut le cas pour cette patiente marocaine.
Il est donc assez courant de voir arriver, à l'hôpital psychiatrique, un patient étranger accompagné de sa famille ou de ses proches. La famille et/ou les proches peuvent aussi être une aide précieuse pour traduire et/ou interpréter les dires et/ou les comportements du patient.

---

[15]L'acculturation désigne les processus complexes de contact culturel au travers desquels des sociétés ou des groupes sociaux assimilent ou se voient imposer des traits ou des ensembles de traits provenant d'autres sociétés. BONTE P. et IZARD M., *Dictionnaire de l'ethnologie et de l'anthropologie*, Op. Cit., p.1.
[16] FERRANT L., *La plainte : point de départ d'une approche*, in : *Santé Conjuguée / Cahier : Patients sans frontières : l'approche interculturelle en soins de santé primaire*, 1999.
[17] SAYAD A., *Vieillir dans l'immigration,* in : *Migration Santé*, n° 99, pp. 7-23.

Nous estimons encore trop souvent que c'est au patient étranger à s'adapter à notre manière de percevoir les soins. Cela est vrai en partie. La loi est la loi, même pour un étranger. Néanmoins, pour le faire adhérer à nos soins, il convient de ne pas nier leur culture et de ne pas rabaisser leurs habitudes.

De même, la prise en considération de la famille du patient étranger, dans le processus du soin, favorisera souvent la relation qui va s'établir entre le soignant et le soigné et permettra d'éviter de négliger certaines étiologies auxquelles on aurait, à priori, pas pensé.

3.3. Difficultés rencontrées

De ces deux situations vécues et de mon expérience de terrain en psychiatrie, il ressort que les difficultés les plus couramment rencontrées par les patients étrangers et le personnel soignant sont :
- La barrière de la langue
- Des perceptions différentes sur les concepts (de santé, d'hôpital, de maladie mentale, de soignant, de soin, de famille, etc.)
- Une manière différente d'exprimer un état de mal-être (par une symbolique culturelle)

La barrière de la langue peut être résolue par l'intermédiaire d'un traducteur – interprète ou, au pire, par des gestes, des mimes, des interprétations, etc.

La perception des concepts découle de la culture à laquelle appartient le patient. Cela entraîne fréquemment des problèmes de compréhension mutuelle et des malentendus entre le soignant et le patient étranger. Leurs cultures sont différentes et, selon Mike Singleton[18], on ne peut pas vraiment penser hors culture.

En présence d'un patient étranger, le soignant ne peut se limiter à une vision purement « médico-technique » du problème rencontré[19]. Il se doit de revenir à une approche plus globale (biologique, psychologique, socioculturelle et spirituelle).

Pour information, selon une étude menée, en 2009, dans une unité d'oncologie de l'hôpital Brugmann[20], 80 % des soignants estimaient avoir une communication inadéquate avec le patient étranger et sa famille, et donc un problème dans la prise en charge. 50 % du personnel regrettait ne pas pouvoir disposer de ressources adéquates pour « rencontrer ».

---

[18] SINGLETON M., *Critique de l'ethnocentrisme : Du missionnaire anthropophage à l'anthropologue post-développementiste*, Paris, Parangon, 2004, p.13.
[19] HOFFMAN A., *Quatre continents dans la salle d'attente*, in : *Santé Conjuguée / Cahier : Patients sans frontières : l'approche interculturelle en soins de santé primaire*, 1999.
[20] MACCIONI J., ETIENNE A. et EFIRA A., *Le patient étranger face au cancer : Projet d'accompagnement multiculturel*

4. Les compétences interculturelles

Il est humainement impossible, même pour un anthropologue averti, de cerner l'ensemble des cultures humaines existantes. Etablir une relation de qualité avec un patient étranger, et ainsi gagner son adhésion, nécessite des compétences interculturelles efficaces. Je vais donc décrire, au cours de cette dernière partie, ces compétences interculturelles. Pour rappel, j'avais donné, dans la première partie de ce travail, une définition du concept « interculturel ».

De façon très générale, on pourrait définir les compétences comme étant l'ensemble des connaissances (théoriques et pratiques), des attitudes et des capacités à mobiliser pour effectuer une tâche déterminée. Dans le domaine des soins infirmiers, une bonne définition de « compétences » serait celle de Boterf G. : « *être compétent c'est mettre en œuvre une pratique professionnelle pertinente tout en mobilisant une combinatoire appropriée de ressources (savoir, savoir-faire, comportement, mode de raisonnement, ...)* »[21]. En présence d'un patient étranger, un soignant devra donc faire appel à des savoirs spécifiques, à des « savoir – faire » particuliers mais aussi et surtout à un « savoir – être » approprié (ouverture d'esprit, respect de la différence, etc.).
« *Les compétences transculturelle* (voir ci-dessous pour la définition du terme « transculturel ») *sont un outil composé d'attitudes, de connaissances et de savoir – faire qui permet de prodiguer des soins de qualité à des patients divers* »[22].
De notre revue critique de la littérature, il ressort quatre compétences essentielles que le soignant se devrait d'acquérir dans ce type de relation : la communication interculturelle, l'empathie, des connaissances spécifiques et l'adaptation du processus des soins infirmiers.

4.1. La communication interculturelle

La communication humaine est une chose hautement complexe. La communication entre soignant et soigné est avant tout un échange entre deux personnes. Cependant, de part le contexte du soin, cet échange est généralement déséquilibré au départ de la relation. Le soignant étant parfois en « position de force » par rapport au soigné. À ce déséquilibre s'ajoute le problème plus général de l'ethnocentrisme (voir première partie du travail). La communication interculturelle se veut, au contraire, une relation équilibrée entre les deux sujets. Elle vise à favoriser une compréhension réciproque. Selon Singleton M., la communication interculturelle implique deux choses : « *une méconnaissance mutuelle qu'il s'agit de rectifier* » et « *une reconnaissance réciproque à renforcer* »[23].
Malheureusement, il n'existe pas de valeurs purement universelles qui engendreraient, dès le départ, une compréhension en parfaite harmonie. Les représentations culturelles sont fortement liées à la culture de chacun des sujets. Leurs représentations sont culturellement inscrites et ne sont donc pas forcément les mêmes. Il s'agit donc de créer une sorte d'espace de l'entre-deux où soignant et soigné pourraient se retrouver pour dialoguer. Cet espace ne serait pas le lieu des vérités universelles (elles n'existent tout simplement pas !) mais un lieu de respect réciproque des différences. Cet espace permet de rendre plus compréhensible, tant

[21] BOTERF G., *Repenser la compétence pour dépasser les idées reçues – 15 propositions*, cité par BEGHENNOU A., Op. Cit., p. 14.
[22] COLLECTIF, *Care et compétences transculturelles*, Bruxelles, 2011, p. 17.
[23] SINGELTON M., Amateurs de chiens à Dakar : Plaidoyer pour un interprétariat anthropologique, Louvain-la-Neuve, Bruylant-Academia, 1998, p. 119.

pour le soignant que pour le soigné, les représentations de l'autre. C'est un lieu où soignant (occidental) et patient (étranger) se verront respectés dans leur identité respective.

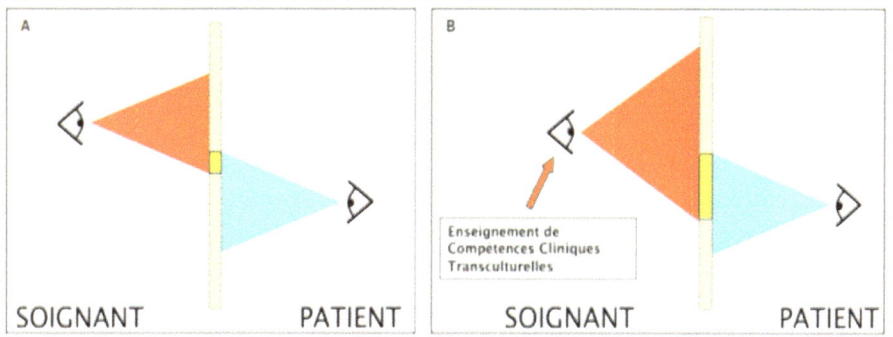

Figure 1

A Représentation schématique de la perception d'une situation clinique (en termes de connaissances médicales, représentations de la maladie, compétences linguistiques, attentes et valeurs). Point de vue entre soignant et patient.

B Le point de vue commun s'est élargi grâce à l'amélioration des compétences cliniques transculturelles du soignant (amélioration des connaissances médicales, compréhension des représentations de la maladie, aide d'un traducteur/interprète, exploration des attentes, meilleur partage de valeurs).

(Source : Forum Med. Suisse, 2010 ; 10 (5))

Ce lieu peut être source d'avantages mais également d'inconvénients (voir l'analyse de notre premier cas). Cet espace, c'est aussi un peu le lieu où se retrouverait un migrant (africain, par exemple) qui se serait installé, depuis quelques temps en Belgique. Il possèderait à la fois des représentations émanant de sa culture d'origine et d'autres de sa culture d'accueil. Cet espace est aussi celui du médiateur interculturel, de l'anthropologue.

La relation « soignant – soigné » repose sur des implicites culturellement partagés. Or, dans une relation avec un patient d'origine culturelle différente, les présupposés ne sont pas nécessairement partagés. Lorsqu'un soignant accueille un patient de culture différente, il a souvent tendance à attendre de ce dernier qu'il laisse de côté sa culture d'origine et ses valeurs pour s'intégrer au milieu du soin occidental. La conséquence, au lieu d'aller vers un partage et une meilleure compréhension réciproque, sera souvent une résistance de la part du patient étranger.
La communication interculturelle entre le soignant et le patient étranger permet d'éviter les incompréhensions qui pourraient d'écouler de leurs différences culturelles. Elle favorise l'adhésion aux soins du patient étranger. Elle implique un « décentrage » (= utiliser un détour afin de mieux comprendre le discours du patient étranger) de l'infirmier par rapport à sa propre culture.

Interculturel versus transculturel

Dans la littérature consultée, il est souvent mentionné « transculturel » au lieu de « interculturel ». Le terme « transculturel » provient du concept de « transculturation » développé par l'anthropologue cubain Fernando Ortiz Fernandez[24]. Le terme « transculturel »

---

[24] ORTIZ F., *Controverse cubaine entre le tabac et le sucre*, Ed. Mémoire d'Encrier, 2011, 710 p.

concerne des identités culturelles plurielles. L'approche transculturelle se situe donc au-delà des cultures. Elle permet d'accéder à une sorte de « méta - niveau » et offrirait de ce fait une plus-value interculturelle. Pour L. Ferrant[25], il ne s'agit pas seulement de développer des compétences interculturelles mais « *il est indispensable d'avoir une attitude d'ouverture, une sensibilité à la culture d'autrui ; c'est là que se situe le transculturel. L'interculturel, c'est quand la culture de l'aidant est confrontée à la culture de l'aidé ; le transculturel, c'est la culture qui est présente dans les relations (...) Pour y parvenir, il faut une combinaison de connaissances, de compétences et de comportement professionnel.* ».

Développement vers des compétences culturelles (Kripalani, 2006)[26]

D'une approche MULTICULTURELLE	CONNAISSANCE
Via une approche INTERCULTURELLE	COMPETENCES
Jusqu'à une attention et à une sensibilité TRANSCULTURELLE	COMPORTEMENT PROFESSIONNEL

(Kripalani, 2006)

Interculturel, multiculturel, transculturel, pluriculturel, interculturalité, multiculturalité, transculturalité ; il est assez difficile de s'y retrouver parmi ces différents concepts. D'autant plus qu'il n'y a pas toujours un consensus des chercheurs sur les définitions.

Le Conseil de l'Europe, qui impulse depuis plusieurs années des politiques et des actions pour favoriser le dialogue entre les cultures privilégie le concept d'interculturalité comme objectif de société. « *Pour qu'une société deviennent réellement interculturelle, chaque groupe social doit pouvoir vivre dans des conditions d'égalité, quels que soient sa culture, son mode de vie ou son origine. Cela implique non seulement de reconsidérer notre façon d'interagir avec les cultures qui nous paraissent étranges par rapport à la nôtre, mais aussi notre façon d'interagir avec des minorités comme les homosexuels ou les handicapés qui se heurtent à diverses formes d'intolérance et de discrimination.* » (Conseil de l'Europe, 1995).

4.2. L'empathie

La littérature scientifique regorge de définitions sur l'empathie. Néanmoins, de nombreux auteurs insistent sur le fait que ce concept est un élément essentiel pour la communication (interculturelle). La mise en pratique de l'empathie implique une prise de conscience de la différence individuelle et culturelle entre le soignant et le patient (étranger).

Dans le cadre de ce travail, j'ai choisi de retenir la définition de Tourette-Turgis C. pour qui « *l'empathie est un processus dans lequel le praticien tente de faire abstraction de son*

---

[25] FERRANT L., *De l'approche multiculturelle aux compétences transculturelles*, In : *Care et compétences transculturelles*, Bruxelles, 2011, p. 18.
[26] KRIPALANI, Cité par FERRANT L., Op. Cit.

21

univers de référence mais sans perdre contact avec lui, pour se centrer sur la manière dont la personne perçoit la réalité »[27].

Il y a une question essentielle à se poser régulièrement : « *Qu'est-ce qui se passe actuellement chez la personne qui est en face de moi ? »*[28]. Cela nécessite une écoute (verbal, intonations, …) et une observation (regards, expressions, …) poussées et continues. Cela demande également beaucoup de patience.

Ce qui semble essentiel à prendre en considération est le fait que le patient étranger a d'abord besoin, sauf cas d'extrême urgence, d'un soignant qui l'aidera par sa présence et sa compréhension plutôt que d'un soignant qui agit à sa place.

4.3. Les connaissances spécifiques

Chaque infirmier ne peut pas nécessairement être un anthropologue confirmé. Cependant, des connaissances spécifiques à différentes cultures humaines (religions, habitudes alimentaires, interdits, origines géographiques, langues, normes d'hygiène, médecines traditionnelles, hiérarchies familiales, croyances sur la maladie, les soins, la mort, l'importance donnée au toucher, la distance physique optimale à conserver, l'importance donnée au regard, la notion de temps, …), acquises par formation et/ou par expérience, constituent un avantage non négligeable. Elles favorisent le compromis et la négociation, et minimise les frustrations.

Chaque infirmier se doit d'adopter une ouverture d'esprit envers les cultures étrangères. Il devra également laisser de côté ses stéréotypes.

Il ne faut pas avoir peur de poser des questions par rapport à une différence culturelle. Un minimum de compréhension de la culture du patient étranger est essentiel à l'établissement d'une relation de confiance.

Il convient aussi de posséder un minimum de connaissances sur le processus de migration et ses difficultés.

4.4. Adapter le processus des soins infirmiers

Dans la relation avec un patient d'origine culturelle différente, l'infirmier se doit d'adapter le processus des soins. Collecte des données, planification, exécution, évaluation et éducation à la santé devront subir des adaptations utiles.

La collecte des données et l'énonciation de diagnostics infirmiers

Auprès d'un patient étranger, l'infirmier devra adapter sa collecte des données. Il devra se concentrer sur certains items, plus spécifiques à une approche interculturelle. Ces items sont, par exemple, la notion de temps, la notion d'espace, l'environnement psychosocial, la maladie, la douleur, la relation thérapeutique, le corps, les soins d'hygiène, la religion, les habitudes vestimentaires, les habitudes alimentaires, les rapports homme – femme, etc.

---

[27] TOURETTE-TURGIS C., *Guide de prévention – Comment conduire des actions en éducation pour la santé sur l'infection V.I.H. auprès de jeunes en milieu scolaire*, Ed. Comment Dire, 1992, p. 60.
[28] Equipe ICI et AILLEURS, *Consulter en ethnopsychiatrie*, 2008.

Outre l'observation, il est préférable de poser des questions ouvertes au patient.
Ces items culturels sont essentiels car ce sont eux qui sont généralement à l'origine d'une incompréhension réciproque voire de comportements discriminatoires.
L'infirmier devra donc garder à l'esprit que les représentations d'un patient étranger peuvent différer significativement de ses propres représentations.
Purnell et Paulanka[29] nous fournissent un tableau avec les données à approfondir dans le cas d'une collecte de données auprès d'un patient étranger. Le but est de réaliser une sorte de profilage du patient étranger en mettant en lumière ses particularités culturelles.

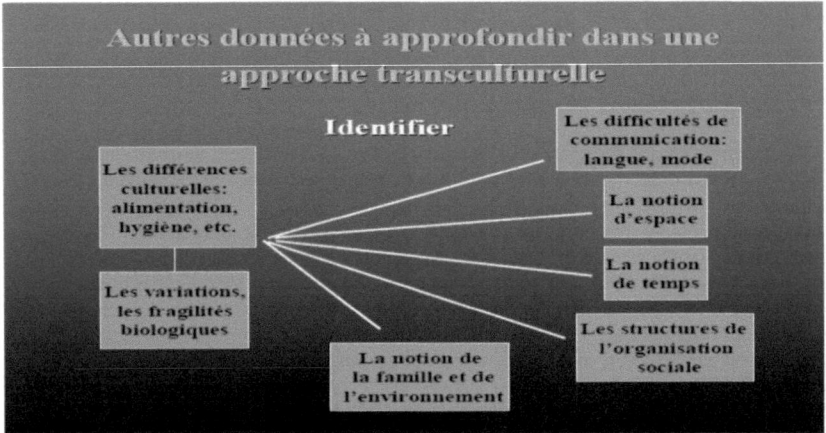

(PURNELL et PAULANKA. « Transcultural health care a culturally competent approach ». Cités par PHANEUF, M. *L'approche interculturelle, communication et soins dans un contexte d'ouverture.* 2009, p.19)

)

Avec un patient d'origine étrangère, un diagnostic infirmier pertinent sera :

« *(Risque) Syndrome d'inadaptation à un changement de milieu* ».

La définition qu'en donne Marilynn E. Doenges est : « *(Risque) Perturbations physiologiques et psychologiques résultant d'un changement de milieu* »[30].

---

[29] PURNELL et PAULANKA, cités par PHANEUF M., *L'approche interculturelle, communication et soins dans un contexte d'ouverture* [en ligne], Canada.
[30] DOENGES M. E. et al., *Diagnostics infirmiers – interventions et justifications*, 3ème édition, Bruxelles, Ed. De BOECK, 2012, pp. 498 – 505.

La planification des soins

Les éléments à prendre en compte, pour planifier les soins, sont à mettre en relation avec les éléments identifiés lors de la collecte des données. Une attention sera portée sur les peurs et les objections formulées par le patient étranger.

Pour l'élaboration des objectifs, il est utile d'en faire part au patient afin de s'assurer de sa collaboration.

La réalisation des soins

La barrière de la langue engendre des difficultés au niveau de la transmission de l'information à laquelle le patient étranger a droit.

S'il convient de comprendre les peurs et les réticences (pudeur, se faire soigner par un soignant de sexe opposé, …) ainsi que les croyances particulières (esprits, volonté de Dieu, médecine traditionnelle, …) d'un patient étranger, l'infirmier ne doit pas non plus perdre de vue les responsabilités liées à sa fonction. Le patient étranger devra comprendre qu'il est parfois impossible pour le personnel soignant d'agir autrement.

Négociation, douceur et patience donnent généralement de meilleurs résultats que la contrainte, les menaces et l'autorité. Il est cependant parfois utile de rappeler à un patient étranger les lois en vigueur dans notre pays.

Il peut arriver qu'un patient étranger finisse par refuser (pour des raisons liées à la tradition, à la religion, …) les soins qui lui sont proposés. Cela reste généralement son droit, sauf circonstances particulières (mise en observation, mesures liées aux enfants, etc.).

L'évaluation des soins

Un regard rétrospectif devra être réalisé afin de déterminer ce qui a fonctionné et ce qui n'a pas fonctionné lors de la réalisation des soins au patient étranger. Un refus de soin résulte souvent d'une mauvaise compréhension réciproque entre l'infirmier et le patient étranger. Les conséquences peuvent alors être plus ou moins importantes : frustrations du soignant et/ou du patient étranger, droits du patient bafoués, etc.

Il convient de se poser la question de savoir si l'on a été capable de s'adapter ou non à la manière dont le patient étranger perçoit les soins. On pourra ainsi réadapter, de manière utile, les soins qui restent à exécuter.

L'éducation à la santé

La culture d'un patient étranger implique des représentations différentes (de la maladie, des soins, de la santé, …). À cela s'ajoute parfois la barrière de la langue. Le travail d'éducation à la santé s'avère donc parfois délicat. Il convient d'user de patience et de tenter de lui expliquer les choses le plus clairement possible.

4.5. Ce que nous pouvons concrètement mettre en place à l'hôpital

Les compétences (interculturelles) évoquées ci-dessus ne sont pas exclusives. D'autres pistes peuvent également être prise en considération pour améliorer la relation entre l'infirmier et un patient de culture étrangère. À titre d'exemples, citons :

- Envisager des formations utiles (discussions sur des situations vécues, formations spécialisées en Belgique et/ou à l'étranger)
- Proposer des conférences et/ou des séminaires sur la prise en charge interculturelle
- Définir les personnes ressources (interprète, médiateur interculturel, …)
- Adapter le service (brochure évoquant le problème, affichage, brochures d'accueil dans différentes langues, accès Internet pour traducteurs automatiques, etc.)
- Création d'une cellule pluridisciplinaire d'accompagnement des patients étrangers
- Envisager une personne « relais » au sein du service
- Recueil avec coordonnées de personnes et ou services spécialisés
- Collaboration en réseau avec les différentes ressources disponibles.
- Envisager une collaboration utile avec les responsables des différents cultes
- Etablir des liens avec le service de médiation, voire création d'un service de médiation interculturelle (seul ou en collaboration avec d'autres hôpitaux)
- Réaliser un groupe de parole avec divers patients d'origines culturelles différentes. Il y aura confrontation de points de vue. Le patient étranger se sentira alors moins incompris. Cela permet aussi de regrouper des énoncés différents sur une problématique et de dégager une sorte de co-construction (construire ensemble)
- Mettre en place des activités communautaires qui seront complémentaires aux suivis thérapeutiques individuels. Ces initiatives proposeront, aux patients étrangers qui le souhaitent, un lieu et des temps où ils pourront être accueillis et reconnus dans leur singularité, échanger et faire des rencontres
- Recourir à un soignant ayant la même origine culturelle que le patient étranger
- Renforcer les interactions entre les spécialistes de l'interculturel et les acteurs de terrain.

Le but étant de mettre sur pied des solutions qui ne seraient pas trop coûteuses pour l'hôpital.

Notons que le S.P.F. Santé Publique peut octroyer un certain financement pour la fonction de « médiateur interculturel » dans les hôpitaux belges qui accueillent un certain nombre de patients étrangers.

En 2010, le SPF Santé Publique a mis en sur pied un projet pilote de médiation interculturelle via vidéoconférence par Internet[31]. Le but était d'offrir aux professionnels et aux patients étrangers un contact rapide avec un interprète ou un médiateur interculturel.

---

[31] SPF SANTE PUBLIQUE, *Rapport Annuel*, 2010. p 13.

La vidéoconférence : la solution par excellence

Le projet « médiation interculturelle par Internet » apporte une solution à ces problèmes. À l'heure actuelle, un projet-pilote est organisé dans quatre hôpitaux (deux en Wallonie, deux en Flandre). Ce système, très simple d'utilisation, ne nécessite qu'une webcam et un microphone pour fonctionner. En principe, il est donc possible de prendre contact avec une personne par voie numérique « dans la minute », ce qui représente une impressionnante augmentation du rendement et de la flexibilité.

La Belgique en tête de peloton

Pour concrétiser ce projet, le service des Soins de Santé psychosociaux a trouvé son inspiration auprès du « Boston City Medical Centre » aux États-Unis, l'hôpital qui abrite le plus grand service d'interprètes au monde et où le système de vidéoconférence est déjà fortement utilisé.

Cette avancée va permettre d'élargir les possibilités de médiation interculturelle sans procéder à de trop gros investissements et ainsi offrir de meilleurs soins aux patients : les études démontrent que l'efficacité d'un traitement médical diminue lorsqu'il n'est pas possible de surmonter la barrière linguistique. Les résultats de ce projet-pilote montrent que 90 % des patients conseilleraient ce système à leurs amis ou aux membres de leur famille.

À terme, le SPF désire mettre en place un véritable service centralisé de médiation interculturelle, qui serait accessible à tous les services ambulatoires et dans tous les hôpitaux. Étant donné que la Belgique a déjà enregistré d'importants progrès en la matière, l'expérience suscite un très vif intérêt à l'étranger.

Une collaboration intensive

La médiation interculturelle par Internet représente une initiative innovante qui ignore les frontières. L'UZ Gent, qui abrite les serveurs et le CHU Charleroi n'ont ménagé aucun effort pour collaborer à la mise en place du projet. Et étant donné les nombreuses applications possibles, celui-ci sera sans nul doute amené à grandir.

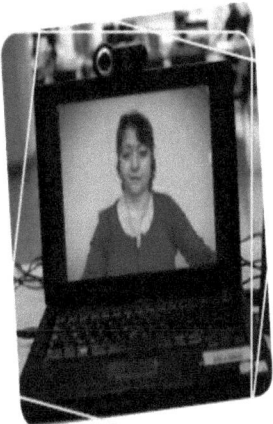

(SPF Santé Publique Belgique, 2010)

5. <u>Le contexte particulier de la psychiatrie</u>

L'hôpital psychiatrique véhicule encore de nos jours de nombreux tabous. Il est un lieu de pouvoir lié à des savoirs non partagés, aux trajectoires individuelles et aux représentations de la souffrance psychique, etc. La relation entre soignant et soigné, pourtant centrale dans le processus des soins, est parfois asymétrique (« domination » du soignant sur le patient). Les pathologies rencontrées (névroses, psychoses, dépressions, ...) se manifestent souvent par des comportements assez « déconcertants » : colère, crises, peurs, etc. Leur accompagnement par l'infirmier (même s'il est spécialisé en psychiatrie) n'est pas chose facile.

Après les approches liées aux diverses « écoles de pensée » (psychanalyse, comportementale, systémique, …), l'accent est plutôt mis, de nos jours, sur un « patient – acteur » au centre de son parcours. On favorise donc une dynamique de co-construction du projet thérapeutique.

Les différences culturelles sont particulièrement marquées lorsque l'on aborde le champ de la santé mentale et de la psychiatrie. Les patients étrangers ne comprennent pas toujours très bien nos manières occidentales de faire. Ce qui oblige les soignants à être particulièrement attentifs aux sensibilités culturelles. La relation que l'infirmier peut avoir, en psychiatrie, avec un patient d'origine étrangère est un phénomène complexe à étudier. De nombreux facteurs entrent en jeu.

L'entretien est un élément central du processus de soin en psychiatrie. La parole échangée est fondamentale. Pour Apotheloz et Grossen, en présence d'un patient étranger, « *l'entretien psychiatrique peut être vu comme une conversation au cours de laquelle patient et soignant verbalisent un certain nombre d'éléments en partant de leurs perspectives, et négocient ensuite les significations en les confrontant, en les co-construisant* »[32]. Il est primordial que la communication fasse sens pour l'infirmier et le patient. Cela permet d'éviter les incompréhensions et les frustrations.

En présence d'un patient étranger, les différences culturelles et l'éventuelle barrière de la langue peuvent rapidement devenir des obstacles. En effet, on peut s'interroger sur la manière dont l'infirmier et le patient étranger échangeront, de manière efficace, sur des problèmes liés à l'identité, au mal-être psychique, etc.

Normalement, l'entretien est un « face à face » plutôt ritualisé. Il se déroule dans l'intimité, le secret et la confidentialité. Il a lieu entre deux acteurs : le soignant et le soigné. Mais dans le cas d'un patient étranger, la présence d'un traducteur/interprète est parfois requise. Ce qui porte la relation à trois acteurs au lieu de deux. Se pose alors la question de savoir si la présence de cette troisième personne est réellement souhaitable, pour le patient et/ou le soignant, dans ces échanges assez intimes. Ne risque-t-on pas d'influencer négativement le rôle de l'entretien ?

Régulièrement, le soignant aura d'abord recours aux gestes, au non verbal, à une langue intermédiaire commune (comme l'anglais ou l'allemand), à un dessin ou éventuellement un outil de traduction Internet. Et c'est souvent quand cette première solution ne marche pas qu'il convoquera un traducteur/interprète. La relation devient alors triangulaire et la présence de cet acteur supplémentaire n'est pas neutre. Cela modifie les frontières de la relation « soignant – soigné » et risque d'entraîner des réticences.

---

[32] APOTHELOZ et GROSSEN, cités par MOLINA M. E., *Communication, migration et santé : souffrances psychiques et communication. Comment dire sa souffrance en situation d'insécurité linguistique et socioculturelle ?* , in : Actes du VIIe Congrès de l'Association pour la Recherche Interculturelle (ARIC), Université de Genève, 2001.

Le traducteur/ interprète permet une meilleure compréhension du discours du patient étranger. Mais, en même temps, il réinterprète aussi, d'une certaine façon, les dires du patient. Son rôle n'est donc pas totalement neutre au niveau de la relation.

Si cela est possible, on pourrait éventuellement faire appel à un soignant de même origine géographique que le patient étranger. Le patient étranger opère alors une sorte d'identification en le voyant comme un compatriote à qui l'on peut plus facilement se confier. Si cette solution peut faciliter la relation, elle peut poser la question de la distance thérapeutique.

L'article qui suit (voir page suivante) est assez révélateur du type de difficulté que l'infirmier peut rencontrer lorsqu'il se retrouve en présence d'un patient dont la culture est différente de la sienne.
Un simple médicament dont l'infirmier connaît, par expérience, les effets habituels, peut très bien ne pas produire les effets escomptés sur ce patient étranger.
La représentation que se fait une personne d'un médicament donné peut très bien varier d'une culture à l'autre.

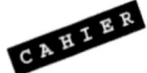

Le beau médicament moderne

*Dominique
Vossen,
psychiatre,
centre D'Ici et
d'Ailleurs.*

*« Quelle sottise c'était
de rejeter le fétiche dans les ténèbres
de l'illusion manipulatrice,
mais quelle sottise plus grande encore
ce serait de rejeter le beau médicament
moderne dans les ténèbres
de la seule raison objective »[1].*

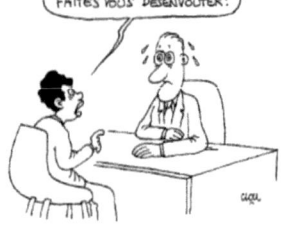

ADCUNE DE VOS MÉDECINES
N'EST EFFICACE, DOCTEUR...
JE NE VOIS QU'UNE SOLUTION
FAITES VOUS DÉSENVOÛTER !

Travailler avec des personnes venues d'ailleurs renvoie à sa propre culture. C'est un constat que toute personne confrontée à d'autres qui pensent différemment peut faire...

Quand après de longues études, on se lance dans une carrière médicale, certain de sa « science » apprise à l'université, on prescrit quotidiennement des médicaments, ce qui devient un geste presque banal.

Mais lorsqu'un jour, monsieur H. vient nous trouver, déballe son sac, au sens premier du terme, et en sort une boite de Buscopan©, suivie d'une boite de Spasmomen©, ensuite du Duspatalin©, puis du Dicetel© et enfin de la Visceralgine©[2] et que par ailleurs, les douleurs de ventre pour lesquelles toutes ces médications ont été prescrites sont toujours présentes, on se pose des questions. Et pourtant la demande de monsieur H. est simple : il ne comprend pas pourquoi ses maux de ventre ne passent pas et demande un nouveau médicament qui l'aidera à les faire passer. Mais prescrire un Xième antispasmodique ne résoudra rien...

Tous ces médicaments sont efficaces, c'est écrit dans les traités de médecine, la publicité le dit, les délégués nous le répètent en nous inondant de graphiques et d'études en double aveugle, les congrès le confirment...

Que penser donc lorsqu'on manie les médicaments à longueur de journée, et que l'on constate que telle substance prescrite dans l'attente de tel effet parce qu'il y a tel ou tel symptôme, produit tout sauf l'effet attendu ? C'est pourtant courant en médecine de tous les jours, mais cela se constate encore plus avec les personnes d'origine étrangère.

Cela veut-il dire que le ou les symptômes repérés et classés « traditionnellement » sous tel diagnostic sont peut-être le signe de quelque chose d'autre ? Est-ce notre nosographie qui n'est pas adaptée aux symptômes des personnes appartenant à d'autres cultures ? Ou alors nos médicaments, ceux auxquels nous sommes habitués depuis notre plus tendre enfance, sont-ils avant tout ce que l'on

pourrait appeler un « objet thérapeutique » typiquement occidental ?

On sait en effet que lorsqu'on prescrit un médicament à un patient, bien sûr la molécule qu'il contient agit pour une part. Mais ce n'est pas tout, le nom, la couleur, la forme, la manière de le prescrire, « l'effet placebo », le prescripteur... ont aussi leur part d'efficacité.

Mais cet effet que l'on nomme placebo, comment agit-il ? On le retrouve dans toute étude qui concerne l'efficacité d'un médicament et cela représente la part d'efficacité d'un médicament qu'on ne peut finalement pas expliquer par la molécule elle-même[3]. C'est donc dire que nous ne connaissons pas tout du comment agit un médicament, du moins pour ce qui ne relève pas de la molécule elle-même.

Cela nous ramène à la représentation que chacun d'entre nous peut se faire du médicament. Et lorsque quelqu'un venu d'ailleurs s'adresse à cette médecine qui manie ces « objets thérapeutiques » aux effets qui lui apparaissent miraculeux, il s'attend effectivement à un résultat probant. Mais est-on vraiment sûrs que nos médicaments peuvent aider quelqu'un frappé par le mauvais oeil ou possédé par un djinn ? Et si monsieur H. avait été victime de sorcellerie et qu'on lui ait fait manger « quelque chose », les antispasmodiques sont-ils vraiment indiqués ?

Bien sûr, cet exemple, celui des maux de ventre du patient H., semble banal, trop simple. Mais la même situation pourrait être reprise pour les problèmes de dépression, de maux de tête, de maux de dos, d'insomnies, de nervosité,... Il nous reste donc beaucoup de questions concernant le mode d'action des médicaments et aussi plus largement de notre médecine. ●

*1. Bruno Latour,
« Petite réflexion
sur le culte
moderne des
dieux Faitiches »,
Paris, Les
empêcheurs de
penser en rond,
1996, p.33.*

*2. Noms
commerciaux de
différents
médicaments
antispasmodiques.*

*3. Et si, ainsi que
certains le
proposent, on
utilisait une
substance qui
produit des
sensations dans
le corps, l'effet ne
serait-il pas
encore plus
important ?*

56

Santé conjuguée - janvier 99 - n° 7

(VOSSEN, D. « Le beau médicament moderne ». *Santé conjuguée*. Janvier 1999, n°7, p.56)

29

Conclusion

L'objectif de ce travail était de voir comment les infirmiers pourraient, en psychiatrie, améliorer leur relation avec les patients d'origine étrangère.
C'est d'autant plus important que les infirmiers se retrouvent souvent en première ligne dans ces relations parfois difficiles.

J'ai mis en évidence le fait que le facteur culturel était central dans la relation que développe l'infirmier avec le patient étranger. C'est surtout vrai en psychiatrie où la parole échangée est centrale.
Ce facteur culturel est malheureusement trop souvent négligé et les moyens mis en oeuvre encore insuffisants.

La différence culturelle ne doit pas être considérée comme un obstacle à la prise en charge. Elle est, au contraire, une richesse.
Le tout est de savoir quelles compétences interculturelles l'infirmier se doit d'acquérir pour devenir compétent. Mais acquérir ces compétences utiles relève également d'une certaine motivation.
Le processus du soin implique un soignant et un soigné. L'infirmier et le patient étranger devront faire un bout de chemin dans la compréhension de la culture de l'autre.

L'ethnocentrisme est souvent à la base d'une incompréhension réciproque entre l'infirmier et le patient étranger. Chacun ayant tendance à croire que ce qui va de soi pour lui va forcément de soi pour autrui. Il faut, au minimum, en avoir conscience et être capable de se décentrer par rapport à sa culture. Un patient reste un patient, quelles que soient ses origines et ses représentations. Cela n'empêche cependant pas l'infirmier de refuser certains comportements qu'il jugerait inacceptables (la violence envers les femmes par exemple). Gardons également à l'esprit qu'un patient étranger est un être humain à part entière. C'est lui qu'il convient de soigner et non sa culture.

Ce travail, je l'espère, permettra au personnel infirmier de mieux comprendre la manière dont il élabore ses représentations et la façon dont il fonctionne lorsqu'il entre en relation avec un patient étranger. L'hôpital, dans son ensemble, ne pourra qu'en sortir gagnant.
Il est à parier que, tout comme notre société, l'hôpital de demain sera de plus en plus multiculturel. Non seulement au niveau des patients qui y seront accueillis mais également au niveau du personnel qui y exercera.
L'intégration des patients étrangers dans le système des soins de santé renforcera leur insertion et leur participation à notre société.
A nous d'accepter de relever ce défi...

Pour prolonger ce travail, on pourrait analyser ce qui se passe dans d'autres hôpitaux (en Belgique et à l'étranger) et voir quelles collaborations éventuelles seraient possibles (partage de ressources); mettre en route des politiques cohérentes à l'échelle nationale et européenne. Une autre piste à explorer serait d'étudier la problématique du respect du droit à l'information et au consentement éclairé des patients étrangers.
Les compétences interculturelles pourraient également être envisagées auprès des patients homosexuels, des patients souffrant d'un handicap physique, etc.

Pour souligner la richesse des cultures humaines, je ne peux clôturer ce travail sans évoquer un danger qui menace, aujourd'hui, leur diversité. Selon Claude Lévi-Strauss, on se dirigerait apparemment, « *si nous n'y sommes pas déjà* », vers une sorte de « *monoculture universelle* », avec tous les risques que cela comporte (perte de la richesse due aux différentes cultures humaines)[33].

---

[33] LEVI-STRAUSS C., *L'empoisonnement interne* [vidéo en ligne], 2004.

Bibliographie

BEGHENNOU A., *La relation interculturelle à l'hôpital*, Travail réalisé en vue de l'obtention du diplôme d'état d'infirmière, Toulouse, France, Institut de formation en soins infirmiers Hôpital G. Marchant, 2011, 35 p.

BONTE P. et IZARD M., *Dictionnaire de l'ethnologie et de l'anthropologie*, 3ème édition, Paris, Presses Universitaire de France, 2004, 842 p.

CLANET C., *L'interculturel : introduction aux approches interculturelles en éducation et en sciences humaines*, Toulouse, PUM, 1990.

COLLECTIF, *L'approche interculturelle en soins de santé primaire*, In : *Cahier – Patients Sans Frontières – Santé Conjuguée*, n°7, Bruxelles, janvier 1999, 89 p.

COLLECTIF, *Care et compétences transculturelles* [en ligne], octobre 2011, Disponible sur : http://www.equineteurope.org/IMG/pdf/CEOOR_2011_report_on_transculutral_competencie s_in_the_healthcare_sector.pdf (Consulté le 22/01/2013).

Collectif, *Sensibilités culturelles et ethniques en santé mentale*, In : *PLURIELS – La Lettre de la Mission Nationale d'Appui en Santé Mentale*, Paris, mai – juin 2002, n° 31-32.

DAUVRIN M. et al., *Santé des migrants et bonnes pratiques. Résultats belges du projet EUGATE* [en ligne], janvier 2012, Disponible sur : http://dial.academielouvain.be/handle/boreal:74647 (Consulté le 22/01/2013).

DEVEREUX G., *Essais d'ethnopsychiatrie générale*, 3ème édition, France, Gallimard, 2003, 394 p.

DOENGES M. E. et al., *Diagnostics infirmiers – interventions et justifications*, 3ème édition, Bruxelles, Ed. De BOECK, 2012, pp. 498 – 505.

EQUIPE DU CENTRE D'ICI ET D'AILLEURS, *Consulter en ethnopsychiatrie* [en ligne], octobre 2008, Disponible sur : http://www.maisonmedicale.org/Consulter-en-ethnopsychiatrie.html (Consulté le 31/12/2012).

FERRANT L., *La plainte : point de départ d'une approche*, In : *Santé Conjuguée / Cahier : Patients sans frontières : l'approche interculturelle en soins de santé primaire*, 1999.

HANNOTEAUX A., *La médiation ethnoclinique comme espace facilitant la rencontre interculturelle entre familles migrantes et professionnels*, Mémoire présenté en vue de l'obtention du DESS de Psychologie interculturelle, France, Université Toulouse II – Le Mirail – UFR de Psychologie, 2005, 73 p.

HERON M., *Accompagner les patients de cultures différentes*, In : *Soins Aides-soignantes*, n° 37, France, décembre 2010, 12 p.

HOFFMAN A. et al., *Patients sans frontières : L'approche interculturelle en soins de santé primaires* [en ligne], Disponible sur : http://www.minkowska.com/article.php3?id_article=164 (consulté le 19/01/2013).

HÔPITAUX UNIVERSITAIRES DE GENEVE, *Paroles de migrants : Des expériences de santé dans le système de soins genevois* [en ligne], Disponible sur : http://consult-transculturelle-interpretariat.hugge.ch/infos_pratiques/Paroles_de_Migrants.pdf (consulté le 20/01/2013).

HOFFMAN A., *Quatre continents dans la salle d'attente*, In : *Santé Conjuguée / Cahier : Patients sans frontières : l'approche interculturelle en soins de santé primaire*, 1999.

HUDELSON P., *Que peut apporter l'anthropologie médicale à la pratique de la médecine ?* , Santé Conjuguée, octobre 2008, No. 46, p. 35-39.

HUREIKI J., *Ethnopsychiatrie compréhensive : Anthropologie critique de la psychiatrie*, Paris, L'Harmattan, 2005, 237 p.

JACQUES P., *L'accompagnement des demandeurs d'asile et réfugiés – Repères pour les professionnels de la santé mentale*, Namur, Clinique de l'Exil, 2008, 70 p.

JELOUALI J., *L'approche interculturelle en prévention spécialisée*, Mémoire présenté en vue de l'obtention du diplôme d'état d'éducateur spécialisé, France, Université Paris 13, 2003, 23 p.

KAGNE B., *Le point de vue d'un observateur sur l'expérience liégeoise de la médiation interculturelle en milieu hospitalier, Liège, 2006* [en ligne], Disponible sur : http://www.labiso.be/?page=VisualiserContenuOuvrage&Id=976 (consulté le 22/01/2013).

KLEINMAN A., *Patients and healers in the context of culture: An exploration of the borderland between anthropology medicine and psychiatry*, Berkeley, University of California Press, 1980.

LE BRETON D., *Anthropologie de la douleur*, Paris, Ed. Métaillé, 1995, 240 p.

LEVI-STRAUSS C., *L'empoisonnement interne* [vidéo en ligne], 2004, Disponible sur : http://www.youtube.com/watch?v=bT8sFygU8fY (consultée le 01/01/2013).

MACCIONI J., ETIENNE A. et EFIRA A., *Le patient étranger face au cancer : Projet d'accompagnement multiculturel* [en ligne], Disponible sur : http://www.chu-brugmann.be/fr/news/20101208-gertnoel.pdf (consulté le 29/12/2012).

MOLINA M. E., *Communication, migration et santé : souffrances psychiques et communication. Comment dire sa souffrance en situation d'insécurité linguistique et socioculturelle ?* , In : *Actes du VIIe Congrès de l'Association pour la Recherche Interculturelle (ARIC)*, Université de Genève, 2001,10 p.

MONTOISY P., *De l'ethnocentrisme dans l'action humanitaire occidentale* [en ligne], novembre 2006, Disponible sur : http://astm.lu/de-l%E2%80%99ethnocentrisme-dans-l%E2%80%99action-humanitaire-occidentale/ (consulté le 31/12/2012).

MONTOISY P., *L'expertise psychiatrique pénale à la lumière de l'anthropologie et de l'ethnopsychiatrie*, décembre 2011, Bruxelles : C.P.S.I., 9 p.

MORO M.-F., *Manuel de psychiatrie transculturelle : travail clinique, travail social*, Ed. Pensée Sauvage, 2006, 421 p.

ORTIZ F., *Controverse cubaine entre le tabac et le sucre*, Ed. Mémoire d'Encrier, 2011, 710 p.

PELLETIER B., *Pratiques interculturelles en milieu hospitalier*, In : *Gestion des Risques Interculturels* [en ligne], 16/04/2011, Disponible sur : http://gestion-des-risques-interculturels.com/risques/pratiques-interculturelles-en-milieu-hospitalier/ (consulté le 28/12/2012).

PELLETIER B., *Approche de la complexité culturelle : Grille de lecture*, In : *Gestion des Risques Interculturels* [en ligne], 10/07/2012, Disponible sur : http://gestion-des-risques-interculturels.com/risques/approche-de-la-complexite-culturelle-grille-de-lecture/ (consulté le 30/12/2012).

PHANEUF M., *L'approche interculturelle, communication et soins dans un contexte d'ouverture* [en ligne], Canada, Disponible sur : http://www.infiressources.ca/fer/depotdocuments/Approche_interculturelle-communication_et_soins_dans_un_contexte_d_ouverture-3epartie.pdf (consulté le 07/01/2013).

RIVIERE C., *Introduction à l'anthropologie*, Paris, Hachette, 2002, 150 p.

SAYAD A., *Vieillir dans l'immigration*, In : *Migration Santé*, n° 99, pp. 7-23.

SINGLETON M., *Amateurs de chiens à Dakar : Plaidoyer pour un interprétariat anthropologique,* Louvain-la-Neuve, Bruylant-Academia, 1998, 150 p.

SINGLETON M., *Critique de l'ethnocentrisme : Du missionnaire anthropophage à l'anthropologue post-développementiste*, Paris, Parangon, 2004, 253 p.

SPF SANTE PUBLIQUE, *Rapport Annuel*, Bruxelles, 2010, pp. 12-13.

TOURETTE-TURGIS C., *Guide de prévention – Comment conduire des actions en éducation pour la santé sur l'infection V.I.H. auprès de jeunes en milieu scolaire*, Ed. Comment Dire, 1992, p. 60.

SUR GRIN VOS CONNAISSANCES
SE FONT PAYER

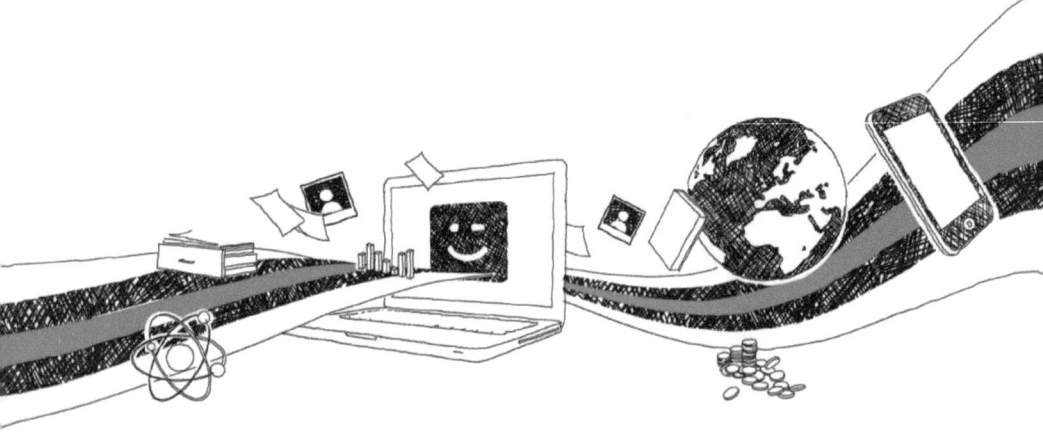

- Nous publions vos devoirs
  et votre thèse de bachelor et master

- Votre propre eBook et livre –
  dans tous les magasins principaux du monde

- Gagnez sur chaque vente

Téléchargez maintentant sur www.GRIN.com
et publiez gratuitement

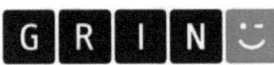